La cultura Vegana

Un Viaggio Verso la Compassione e la Sostenibilità

Introduzione:

La cultura vegana ha guadagnato un notevole slancio nel panorama mondiale, non solo come una dieta alimentare alternativa, ma come un movimento che promuove la compassione, la sostenibilità ambientale e il benessere degli animali. Questo fenomeno culturale si è diffuso rapidamente, attraendo sempre più persone che scelgono di adottare uno stile di vita vegano. Attraverso questo viaggio esplorativo, esamineremo gli aspetti chiave della cultura vegana, esplorando le sue radici storiche, i principi etici, gli impatti ambientali e i benefici per la salute.

Le Radici Storiche del Veganismo:

Per comprendere appieno la cultura vegana, è essenziale esaminarne le radici storiche. Il termine "vegano" è stato coniato nel 1944 da Donald Watson, fondatore della Vegan Society, unendo le prime tre e le ultime due lettere della parola "vegetariano". Il veganismo si basa sui principi etici di non sfruttare gli animali per cibo, abbigliamento, intrattenimento o altri scopi. Sebbene le pratiche vegetariane esistessero sin dall'antichità in molte culture, il concetto di veganismo come movimento sociale distintivo ha guadagnato terreno nel XX secolo, parallelamente all'aumento della consapevolezza sugli impatti ambientali e sul benessere animale.

Principi Etici:

Al cuore della cultura vegana ci sono i principi etici che promuovono il rispetto per tutte le forme di vita. I vegani rifiutano di consumare prodotti di origine animale, tra cui carne, latticini, uova e miele, poiché ritengono che l'uso degli animali per scopi umani sia intrinsecamente ingiusto. Questa filosofia si basa sull'idea che gli animali non umani abbiano diritti intrinseci alla vita e alla libertà, simili a quelli degli esseri umani. I vegani si sforzano di ridurre al minimo il loro impatto negativo sugli animali, scegliendo alternative cruelty-free e sostenendo la diffusione della consapevolezza sull'etica animale.

Impatti Ambientali:

La cultura vegana non si limita ai benefici per gli animali, ma si estende anche alla sfera ambientale. Numerosi studi hanno evidenziato i gravi impatti dell'industria dell'allevamento animale sull'ambiente, tra cui la deforestazione, l'inquinamento dell'acqua e del suolo, l'emissione di gas serra e il consumo eccessivo di risorse idriche e terrestri. Il passaggio a una dieta vegana può ridurre significativamente l'impronta ecologica individuale, contribuendo a mitigare i cambiamenti climatici, preservare le risorse naturali e proteggere gli ecosistemi fragili.

Benefici per la Salute:

Oltre agli aspetti etici e ambientali, la cultura vegana offre anche benefici significativi per la salute umana. Numerosi studi hanno dimostrato che una dieta vegana ben bilanciata può ridurre il rischio di malattie croniche, come malattie cardiache, diabete di tipo 2 e alcuni tipi di cancro. Inoltre, una dieta vegana ricca di frutta, verdura, cereali integrali e legumi può fornire tutti i nutrienti essenziali di cui il corpo ha bisogno, compresi proteine, vitamine e minerali, senza i rischi associati al consumo eccessivo di grassi saturi e colesterolo presenti nei prodotti animali.

La Crescita della Comunità Vegana:

Negli ultimi anni, la comunità vegana ha registrato una crescita esponenziale, alimentata da una maggiore consapevolezza su questioni etiche, ambientali e sanitarie. Il numero di ristoranti vegani, negozi specializzati e marchi cruelty-free è in costante aumento, rispondendo alla domanda crescente di opzioni vegane. Inoltre, i social media e le piattaforme online hanno facilitato lo scambio di informazioni, ricette, esperienze e sostegno all'interno della comunità vegana, ampliando ulteriormente il suo impatto culturale e sociale.

Conclusione:

La cultura vegana rappresenta molto più di una semplice scelta dietetica; è un movimento che incarna valori di compassione, sostenibilità e benessere per tutte le forme di vita. Attraverso il suo crescente impatto culturale, la cultura vegana sta promuovendo un cambiamento significativo nel modo in cui le persone considerano il cibo, gli animali e l'ambiente. In un mondo sempre più interconnesso e consapevole, il veganismo offre un sentiero verso un futuro più equo, etico e sostenibile per tutti.

Sfide e Critiche:

Nonostante i numerosi benefici associati alla cultura vegana, ci sono anche sfide e critiche da affrontare. Uno dei principali ostacoli è rappresentato dalle barriere sociali e culturali che possono ostacolare l'adozione di uno stile di vita vegano. Alcune persone possono incontrare resistenza da parte della famiglia, degli amici o della società in generale, che potrebbero non comprendere o accettare le loro scelte alimentari. Inoltre, in molte comunità e aree geografiche, può essere difficile trovare opzioni alimentari vegane accessibili e convenienti, rendendo la transizione più complessa per alcuni individui.

Altre critiche rivolte al veganismo riguardano la questione della completezza nutrizionale e della sicurezza alimentare. Sebbene una dieta vegana ben pianificata possa fornire tutti i nutrienti necessari, inclusi proteine, vitamine e minerali, è importante prestare attenzione alla diversità alimentare e all'assunzione di nutrienti chiave come la vitamina B12, il ferro, il calcio e gli omega-3. Inoltre, alcune persone potrebbero avere bisogno di integrare la propria dieta con integratori per garantire un apporto adeguato di nutrienti essenziali.

Altri argomenti critici riguardano le questioni etiche e ambientali associate alla produzione e alla distribuzione di alimenti vegani. Ad esempio, l'industria agricola può comportare anche problemi di sfruttamento dei lavoratori agricoli, uso eccessivo di pesticidi e fertilizzanti, nonché impatti ambientali legati alla coltivazione su larga scala di colture vegetali. Inoltre, la produzione di alcuni sostituti della carne e dei latticini vegani può richiedere l'impiego di risorse naturali e l'emissione di gas serra, se non adeguatamente gestita.

Prospettive Future:

Nonostante le sfide e le critiche, la cultura vegana continua a guadagnare terreno e a influenzare sempre più settori della società. L'industria alimentare sta rispondendo alla crescente domanda di prodotti vegani, sviluppando nuove alternative cruelty-free e promuovendo pratiche più sostenibili lungo l'intera catena di approvvigionamento. Inoltre, la ricerca scientifica continua a esplorare i benefici per la salute della dieta vegana, così come le strategie per migliorare la sua completezza nutrizionale e la sua sostenibilità ambientale.

La crescente consapevolezza sulla salute, l'etica e l'ambiente sta spingendo sempre più persone a esplorare lo stile di vita vegano e ad adottare scelte alimentari più consapevoli. I movimenti per i diritti degli animali, la tutela dell'ambiente e la sostenibilità stanno guadagnando slancio, portando a una maggiore sensibilizzazione e azione da parte della società civile, delle istituzioni e delle imprese. In questo contesto in evoluzione, la cultura vegana può svolgere un ruolo fondamentale nel plasmare un futuro più equo, sano e sostenibile per tutti.

Conclusioni:

La cultura vegana rappresenta un movimento
che va oltre la scelta individuale di dieta,
abbracciando principi etici, ambientali e di
salute che promuovono la compassione, la
sostenibilità e il benessere globale. Nonostante
le sfide e le critiche, il veganismo continua a
crescere come una forza culturale e sociale che
ispira cambiamenti positivi in molteplici settori
della società. Con un impegno continuo per
l'innovazione, l'educazione e la collaborazione,
la cultura vegana può contribuire a plasmare
un futuro più giusto, etico e sostenibile per
tutti gli esseri viventi sul pianeta.

Innovazioni e Opportunità:

Una delle aree in cui la cultura vegana sta mostrando un'incredibile innovazione è nel settore alimentare. Negli ultimi anni, sono stati sviluppati numerosi prodotti alimentari vegani che replicano il gusto e la consistenza dei prodotti animali, ma senza sfruttare gli animali stessi. Questi includono alternative alla carne come burger di lenticchie, salsicce a base vegetale e polpette di piselli, così come formaggi vegani, gelati senza latticini e latte vegetale. Questi prodotti non solo soddisfano le esigenze dei consumatori vegani, ma attraggono anche coloro che desiderano ridurre il loro consumo di carne e latticini per motivi etici, ambientali o di salute.

Oltre al settore alimentare, la cultura vegana ha anche aperto nuove opportunità nei settori della moda, della cosmetica e dell'intrattenimento. I vestiti e gli accessori vegani, realizzati senza utilizzare pelli animali o altri materiali di origine animale, stanno diventando sempre più popolari tra i consumatori che desiderano abbracciare uno stile di vita cruelty-free e sostenibile. Allo stesso modo, i prodotti di bellezza e cosmetici vegani, che non sono testati sugli animali e non contengono ingredienti di origine animale, stanno guadagnando terreno nel mercato globale,

rispondendo alla crescente domanda di prodotti etici
e naturali.

Nell'ambito dell'intrattenimento, film, serie TV, libri e
altre forme di media che promuovono messaggi
vegani stanno attirando l'attenzione del pubblico e
ispirando dibattiti e discussioni sulle questioni legate
all'alimentazione, all'etica e all'ambiente. Queste
opere creative offrono una piattaforma per esplorare
le complessità della cultura vegana, sfidando le norme
sociali e stimolando la riflessione critica su questioni
cruciali come il consumo di carne, il benessere
animale e la sostenibilità ambientale.

Conclusioni Finali:

In definitiva, la cultura vegana rappresenta una forza
trasformativa che sta plasmando il modo in cui
viviamo, mangiamo e interagiamo con il mondo che ci
circonda. Attraverso i suoi principi di compassione,
sostenibilità e benessere, il veganismo offre un
potente contrappunto alle pratiche tradizionali che
hanno spesso portato a danni ambientali, sofferenza
animale e problemi di salute umana. Mentre il
movimento vegano continua a crescere e a evolversi,
è essenziale continuare a esplorare nuove
opportunità, sfide e innovazioni che possano

contribuire a costruire un futuro più equo, sano e compassionevole per tutti gli esseri viventi sul pianeta. La cultura vegana non è solo una dieta, ma un'ideologia che invita ognuno di noi a riflettere sulle nostre scelte quotidiane e sulle implicazioni che hanno per il mondo che condividiamo con gli animali non umani.

Continuare a Sfidare e Riflettere:

Affrontare le sfide e le critiche rivolte alla cultura vegana richiede un impegno continuo nel promuovere la consapevolezza, l'educazione e il dialogo costruttivo. È importante riconoscere che il veganismo non è una soluzione universale per tutti, ma piuttosto un invito a esplorare alternative etiche e sostenibili alle pratiche tradizionali. La diversità di prospettive e esperienze all'interno della comunità vegana può arricchire il dibattito e favorire una comprensione più profonda delle complessità legate all'alimentazione, all'etica e all'ambiente.

Inoltre, è fondamentale considerare l'importanza del cambiamento sistematico per affrontare le sfide globali legate all'alimentazione, all'ambiente e alla salute. Le politiche pubbliche, le pratiche agricole sostenibili e gli investimenti nella ricerca e nello sviluppo di alternative alimentari possono svolgere un ruolo cruciale nel supportare e promuovere uno stile di vita vegano. Incentivi fiscali per produttori di alimenti vegani, campagne educative nelle scuole e nelle comunità, nonché programmi di sensibilizzazione sulle questioni etiche e ambientali possono contribuire a creare un ambiente più favorevole al veganismo.

Infine, è importante riconoscere che la cultura vegana non è statica, ma in continua evoluzione. Mentre il movimento vegano continua a crescere e a diversificarsi, è essenziale rimanere aperti al cambiamento, all'innovazione e al dialogo costruttivo. Sfide come l'accessibilità economica, la disponibilità di prodotti vegani in aree rurali e la riduzione degli impatti ambientali della produzione alimentare richiedono un impegno continuo e collaborativo da parte di individui, comunità, imprese e istituzioni.

Conclusioni Finali:

In conclusione, la cultura vegana rappresenta un movimento globale che promuove valori di compassione, sostenibilità e benessere per tutte le forme di vita. Attraverso la sua crescita e la sua evoluzione, il veganismo offre un potente contrappunto alle pratiche tradizionali legate alla produzione alimentare, all'etica e all'ambiente. Affrontare le sfide e le critiche associate alla cultura vegana richiede un impegno continuo nel promuovere la consapevolezza, l'educazione e il dialogo costruttivo, al fine di costruire un futuro più equo, sano e compassionevole per tutti gli esseri viventi sul pianeta.

Continuare il Percorso di Riflessione e Azione:

Per continuare il percorso verso una cultura vegana più inclusiva, sostenibile ed etica, è importante considerare diversi aspetti e approcci:

1. **Educazione e Consapevolezza:** Promuovere programmi educativi e iniziative di sensibilizzazione per diffondere una comprensione più approfondita degli argomenti legati al veganismo, compresi i benefici per la salute, l'etica animale e gli impatti ambientali dell'allevamento animale.
2. **Accessibilità:** Lavorare per rendere i prodotti vegani più accessibili ed economicamente convenienti per un pubblico più ampio, comprese le comunità a basso reddito e quelle geograficamente isolate.
3. **Innovazione Tecnologica:** Sostenere la ricerca e lo sviluppo di alternative sostenibili e cruelty-free nei settori alimentare, tessile, cosmetico e farmaceutico, al fine di ridurre la dipendenza dagli animali e migliorare la sostenibilità dei processi produttivi.
4. **Collaborazione e Coinvolgimento:** Favorire la collaborazione tra diverse comunità, settori e discipline per affrontare in modo integrato le sfide legate al veganismo, coinvolgendo attivamente

governi, industrie, istituzioni accademiche e organizzazioni della società civile.

5. **Equità e Giustizia Sociale:** Considerare e affrontare le questioni di equità e giustizia sociale all'interno del movimento vegano, compresa la consapevolezza dei privilegi socio-economici e il riconoscimento delle diverse prospettive e esperienze all'interno della comunità vegana.

6. **Rispetto e Dialogo:** Promuovere un dialogo rispettoso e inclusivo tra sostenitori e critici del veganismo, riconoscendo la complessità delle questioni coinvolte e cercando di trovare punti di convergenza e soluzioni pragmatiche.

In definitiva, il percorso verso una cultura vegana più comprensiva, sostenibile ed etica richiede un impegno continuo da parte di tutti coloro che desiderano contribuire a un mondo più giusto e compassionevole. Attraverso l'educazione, l'innovazione, la collaborazione e il rispetto reciproco, possiamo lavorare insieme per costruire un futuro in cui tutti gli esseri viventi possano coesistere in armonia e prosperità.

Promuovere la Compassione e la Sostenibilità:

Per continuare sulla strada della promozione della cultura vegana, è essenziale incoraggiare un approccio olistico che integri la compassione per gli animali, la sostenibilità ambientale e il benessere umano. Questo può includere:

1. **Scelte Consapevoli:** Incoraggiare le persone a fare scelte alimentari, di consumo e di stile di vita consapevoli ed eticamente informate, considerando gli impatti delle proprie azioni sugli animali, sull'ambiente e sulla salute umana.
2. **Supporto e Risorse:** Fornire risorse pratiche e supporto emotivo per coloro che desiderano adottare uno stile di vita vegano, inclusi consigli nutrizionali, ricette, guide di ristoranti vegani e comunità di supporto online e offline.
3. **Advocacy e Attivismo:** Coinvolgere attivamente nell'advocacy e nell'attivismo per i diritti degli animali, la protezione dell'ambiente

e la promozione di politiche pubbliche favorevoli alla sostenibilità e al benessere degli animali.

4. **Collaborazione Interdisciplinare:** Promuovere la collaborazione tra esperti di diverse discipline, compresi nutrizionisti, agronomi, etologi, attivisti per i diritti degli animali, economisti e urbanisti, per sviluppare soluzioni innovative e sostenibili alle sfide globali.

5. **Responsabilità Personale e Collettiva:** Riconoscere la responsabilità personale e collettiva nel promuovere la compassione e la sostenibilità in tutte le sfere della vita quotidiana, compresa l'alimentazione, la moda, il consumo e le scelte di viaggio.

6. **Celebrazione della Diversità:** Accogliere e celebrare la diversità di prospettive, esperienze e background all'interno della comunità vegana, riconoscendo che non esiste un unico modo "giusto" di essere vegani e che ogni individuo può contribuire in modo unico alla promozione della cultura vegana.

Con un impegno continuo e una visione inclusiva, possiamo lavorare insieme per creare un mondo in cui tutti gli esseri viventi possano vivere una vita libera da sfruttamento, violenza e sofferenza, e dove il rispetto reciproco e la cura per il nostro pianeta siano al centro di tutte le nostre azioni e decisioni.

Continuare l'Impegno e l'Innovazione:

Per mantenere il momentum della cultura vegana e portare avanti il suo impatto positivo sulla società, è essenziale continuare a impegnarsi in azioni concrete e innovazioni che promuovano la compassione, la sostenibilità e il benessere per tutti gli esseri viventi. Alcuni passi che possiamo intraprendere includono:

1. **Ricerca e Sviluppo:** Investire in ricerca e sviluppo per migliorare le alternative vegane e sviluppare nuove tecnologie e metodologie per la produzione alimentare, tessile e cosmetica che siano sostenibili e cruelty-free.
2. **Educazione e Formazione:** Promuovere programmi educativi e iniziative di formazione che forniscono conoscenze approfondite sulle questioni legate al veganismo, inclusi corsi accademici, workshop pratici e risorse online accessibili.

3. **Iniziative di Sensibilizzazione:** Organizzare campagne di sensibilizzazione e eventi pubblici che pongano l'accento sui benefici del veganismo per gli animali, l'ambiente e la salute umana, coinvolgendo attivamente il pubblico attraverso dibattiti, conferenze e manifestazioni.

4. **Collaborazioni Intersettoziali:** Collaborare con organizzazioni, imprese e istituzioni in settori diversi, compresa l'industria alimentare, la moda, la ricerca scientifica e il settore pubblico, per sviluppare soluzioni integrate e sostenibili alle sfide globali.

5. **Sviluppo di Politiche e Normative:** Lavorare per l'adozione di politiche pubbliche e normative che favoriscano il veganismo e la sostenibilità, comprese misure fiscali incentivate, etichettatura chiara dei prodotti vegani e divieti di pratiche dannose per gli animali.

6. **Sostenere l'Attivismo:** Sostenere e partecipare ad attività di attivismo per i diritti degli animali, la protezione dell'ambiente e la promozione di pratiche sostenibili, comprese manifestazioni pacifiche, petizioni online e azioni di volontariato.

Con un impegno collettivo e una leadership innovativa, possiamo continuare a trasformare la cultura e la società verso un futuro più compassionevole, equo e sostenibile per tutti gli esseri viventi sulla Terra. Ogni azione, grande o piccola, può fare la differenza nel plasmare un mondo in cui tutti possiamo vivere in armonia e rispetto reciproco.

Continuare la Diffusione e l'Accettazione:

Per garantire che la cultura vegana continui a diffondersi e a essere accettata su larga scala, è cruciale perseguire strategie che favoriscano una maggiore consapevolezza, comprensione e accettazione del veganismo. Alcuni passaggi chiave potrebbero includere:

1. **Comunicazione Efficace:** Utilizzare strategie di comunicazione efficaci per trasmettere i valori e i benefici del veganismo in modo chiaro, accessibile e privo di giudizi, adattando il messaggio al pubblico di riferimento e alle sue specifiche esigenze e preoccupazioni.
2. **Inclusività e Diversità:** Assicurarsi che la cultura vegana sia inclusiva e accogliente nei confronti di tutte le persone, indipendentemente dalla loro razza, etnia, religione, orientamento sessuale, identità di

genere o stato socio-economico, riconoscendo
e celebrando la diversità come punto di forza.

3. **Collaborazione con Media e Influencer:**
   Collaborare con media, influencer e figure
   pubbliche per amplificare il messaggio del
   veganismo e raggiungere nuovi pubblici
   attraverso interviste, articoli, post sui social
   media e altre forme di narrazione e
   divulgazione.

4. **Coinvolgimento delle Istituzioni:** Collaborare
   con istituzioni educative, organizzazioni
   governative e aziende per integrare il
   veganismo nei programmi educativi, nelle
   politiche pubbliche e nelle pratiche aziendali,
   promuovendo iniziative che sostengono una
   cultura vegana e sostenibile.

5. **Cambiamento Culturale a Lungo Termine:**
   Riconoscere che il cambiamento culturale è un
   processo graduale e continuo che richiede
   tempo, pazienza e perseveranza, incoraggiando
   il dialogo aperto e il confronto costruttivo per
   superare le resistenze e le preoccupazioni.

6. **Promuovere L'Empatia e la Compassione:**
   Mettere in evidenza l'importanza dell'empatia e
   della compassione nei confronti di tutte le
   forme di vita, incoraggiando la pratica di gesti

di gentilezza e altruismo nel quotidiano, sia verso gli animali che verso gli esseri umani.

Con un approccio globale e inclusivo che coinvolge diverse parti interessate e utilizza una gamma di strategie di comunicazione e azione, possiamo continuare a promuovere la cultura vegana come una scelta positiva e significativa per un mondo migliore per tutti. Ogni passo che facciamo verso una maggiore consapevolezza, accettazione e pratica del veganismo ci avvicina un po' di più a un futuro più compassionevole, equo e sostenibile per tutti gli esseri viventi sulla Terra.

Sviluppo di Risorse Accessibili:

Per favorire una maggiore adesione alla cultura vegana, è importante rendere le risorse e le informazioni facilmente accessibili a tutti. Ciò potrebbe includere:

1. **Guide Pratiche:** Creare guide pratiche e risorse online per aiutare le persone a iniziare il loro viaggio verso lo stile di vita vegano, inclusi consigli su cosa mangiare, come cucinare pasti vegani equilibrati e dove trovare prodotti vegani nei negozi locali.

2. **Programmi di Supporto:** Organizzare programmi di supporto e gruppi di sostegno per coloro che desiderano adottare uno stile di vita vegano, offrendo una rete di sostegno emotivo e pratico durante il processo di transizione.

3. **Corsi di Cucina Vegana:** Organizzare corsi di cucina vegana accessibili per insegnare le abilità di preparazione dei pasti vegani e fornire ispirazione culinaria per rendere il veganismo più appetibile e sostenibile nel lungo termine.

4. **Informazioni Linguistiche:** Fornire informazioni e risorse su veganismo in una varietà di lingue per garantire che sia accessibile a persone di diverse origini linguistiche e culturali.

5. **Materiali Educativi:** Sviluppare materiali educativi, come libri, video e opuscoli, che spieghino i concetti chiave del veganismo in

modo chiaro e accessibile, adattati a diverse fasce d'età e livelli di conoscenza.

6. **Eventi e Conferenze:** Organizzare eventi e conferenze pubbliche su argomenti legati al veganismo, come nutrizione vegana, etica degli animali, e sostenibilità ambientale, per fornire opportunità di apprendimento e di scambio di esperienze.

Queste risorse accessibili possono aiutare a rimuovere le barriere e le sfide che le persone possono incontrare nel loro percorso verso uno stile di vita vegano, rendendo più facile e accessibile per tutti abbracciare i valori del veganismo per il bene degli animali, dell'ambiente e della salute umana.

Promuovere l'Inclusione e la Diversità:

Affinché la cultura vegana sia veramente inclusiva e accessibile a tutti, è fondamentale promuovere un ambiente che celebri la diversità e l'inclusione. Alcuni modi per farlo potrebbero includere:

1. **Sensibilizzazione alla Diversità:** Organizzare eventi e campagne di sensibilizzazione che mettano in evidenza la diversità all'interno della comunità vegana, promuovendo la rappresentanza e l'ascolto delle voci di coloro che provengono da background culturali e esperienze diverse.
2. **Creare Spazi Sicuri:** Assicurarsi che tutti i membri della comunità vegana si sentano ben accolti e rispettati, creando spazi sicuri dove le persone possano esprimere liberamente le proprie opinioni, condividere esperienze e fare domande senza paura di giudizio o discriminazione.
3. **Rispetto per le Tradizioni Culturali:** Rispettare e valorizzare le tradizioni alimentari e culturali delle persone di diversi contesti culturali, riconoscendo che il veganismo può essere praticato in modi diversi in base alle preferenze e alle tradizioni individuali.
4. **Accesso Equo alle Risorse:** Garantire che le risorse e le opportunità relative al veganismo siano accessibili a tutte le persone, indipendentemente dalla loro razza, etnia, religione, orientamento sessuale o identità di

genere, lavorando per rimuovere le barriere economiche, linguistiche e culturali.

5. **Promuovere l'Equità Sociale:** Collaborare con organizzazioni e gruppi che lavorano per l'equità sociale e la giustizia alimentare per affrontare le disuguaglianze sistemich e promuovere l'accesso equo ai cibi vegetali sani e sostenibili.

6. **Ascolto Attivo e Empatia:** Praticare un ascolto attivo e dimostrare empatia verso le esperienze e le prospettive delle persone che sono nuove al veganismo o che hanno esperienze diverse, riconoscendo che ogni persona ha una storia unica e valide motivazioni per le proprie scelte alimentari.

Promuovere l'inclusione e la diversità all'interno della cultura vegana non solo arricchisce la comunità e favorisce la solidarietà, ma anche rende il veganismo più accessibile e sostenibile a lungo termine. Lavorando insieme per creare un ambiente accogliente e inclusivo, possiamo costruire una cultura vegana che rispecchi veramente i valori di compassione, rispetto e uguaglianza per tutti gli esseri viventi.

Promuovere la Compassione Universale:

Un obiettivo fondamentale della cultura vegana è promuovere la compassione non solo verso gli animali, ma verso tutte le forme di vita e verso il pianeta stesso. Alcuni modi per promuovere la compassione universale potrebbero includere:

1. **Educazione Emotiva:** Offrire programmi educativi che incoraggino lo sviluppo dell'empatia e della compassione fin dalla giovane età, aiutando le persone a comprendere e rispettare gli altri esseri viventi e a sviluppare una connessione emotiva con il mondo naturale.
2. **Pratiche di Mindfulness:** Promuovere pratiche di mindfulness e di consapevolezza che aiutino le persone a connettersi con il loro sé interiore e a sviluppare una maggiore sensibilità verso il

benessere degli altri esseri viventi e dell'ambiente circostante.

3. **Cura del Pianeta:** Sostenere iniziative e azioni che promuovano la protezione e il recupero dell'ambiente, riconoscendo che la nostra salute e il nostro benessere sono strettamente legati a quello del pianeta Terra e di tutte le sue creature.

4. **Promuovere Relazioni Rispettose:** Favorire relazioni basate sul rispetto reciproco e sulla consapevolezza dell'impatto delle nostre azioni sugli altri esseri viventi, incoraggiando la gentilezza, la tolleranza e la cooperazione nelle interazioni quotidiane.

5. **Advocacy per la Giustizia Sociale:** Sostenere attivamente cause di giustizia sociale che affrontano le disuguaglianze sistemiche e promuovono una società più equa e inclusiva per tutte le persone, indipendentemente dalla loro specie, razza, etnia o status socio-economico.

6. **Incoraggiare la Riflessione Etica:** Incoraggiare le persone a riflettere sulle implicazioni etiche delle proprie scelte di vita e a cercare modi per vivere in armonia con gli altri esseri viventi, adottando comportamenti

che riflettano i valori di rispetto, gentilezza e compassione.

Promuovere la compassione universale attraverso azioni positive e pratiche quotidiane può aiutare a creare un mondo in cui tutte le forme di vita sono rispettate, protette e celebrate. Ogni passo che facciamo per diffondere la compassione nel mondo contribuisce a costruire un futuro più luminoso e più armonioso per tutti gli esseri viventi sulla Terra.

Cultura della Gratitudine e della Generosità:

Per completare il quadro della cultura vegana, è importante promuovere una mentalità di gratitudine e generosità verso il pianeta, gli animali e gli esseri umani. Questo può essere fatto attraverso:

1. **Pratiche di Ringraziamento:** Incoraggiare le persone a praticare la gratitudine quotidiana per il cibo e le risorse che ricevono dal pianeta Terra, riconoscendo il valore e il sacrificio degli animali e delle piante che rendono possibile la loro esistenza.

2. **Condivisione delle Risorse:** Promuovere una cultura di condivisione e solidarietà attraverso l'offerta di cibo vegano e risorse a coloro che sono in bisogno, sostenendo organizzazioni che forniscono pasti vegani a persone senza fissa dimora o in situazioni di emergenza.

3. **Sostegno alla Comunità:** Coinvolgere attivamente nella costruzione e nel sostegno delle comunità locali, promuovendo iniziative di scambio e di mutuo aiuto che favoriscano la solidarietà e la collaborazione tra le persone.

4. **Attivismo della Compassione:** Partecipare ad attività di volontariato e attivismo che promuovano la compassione e il benessere degli animali, dell'ambiente e delle persone vulnerabili, contribuendo a creare un mondo più giusto e compassionevole per tutti.

5. **Educazione alla Generosità:** Insegnare ai giovani l'importanza della generosità e della condivisione attraverso programmi educativi e

attività pratiche che li coinvolgano nella donazione di tempo, risorse e gentilezza agli altri.

6. **Responsabilità Ambientale:** Promuovere comportamenti e pratiche di consumo responsabile che riducano l'impatto ambientale e il consumo eccessivo di risorse, contribuendo così alla protezione e alla sostenibilità del pianeta per le generazioni future.

Coltivando una cultura della gratitudine e della generosità, possiamo coltivare una connessione più profonda con il mondo che ci circonda e promuovere un senso di responsabilità e cura verso tutte le forme di vita. Ogni atto di gentilezza e generosità ci avvicina un po' di più a un mondo in cui regna la pace, l'armonia e la prosperità per tutti gli esseri viventi sulla Terra.

Favorire la Compassione Interspecie:

Un aspetto importante della cultura vegana è il riconoscimento della dignità e del valore di tutte le forme di vita, non solo degli esseri umani. Per promuovere la compassione interspecie, possiamo:

1. **Educazione sul Benessere Animale:** Fornire informazioni e risorse sull'etologia e sul benessere degli animali, educando le persone sugli impatti delle loro azioni sugli animali e sulle loro esigenze emotive e fisiche.
2. **Adozioni e Rifugi per Animali:** Sostenere rifugi e santuari che offrono cure e rifugio a animali salvati da situazioni di abuso, maltrattamento o negligenza, incoraggiando le persone a considerare l'adozione anziché l'acquisto di animali domestici.
3. **Promozione delle Relazioni Umano-Animale:** Promuovere l'interazione positiva e rispettosa tra esseri umani e animali, incoraggiando la partecipazione a programmi di terapia assistita con gli animali e ad eventi che favoriscono la connessione emotiva con gli animali.
4. **Conservazione della Natura:** Sostenere la conservazione degli habitat naturali e delle

specie selvatiche, riducendo l'impatto delle attività umane sulla biodiversità e sulle popolazioni animali selvatiche.

5. **Leggi per la Protezione degli Animali:** Sostenere la promulgazione e l'applicazione di leggi che proteggano gli animali da maltrattamenti, abusi e sfruttamento, promuovendo standard elevati di cura e benessere degli animali.

6. **Alimentazione Etica per Animali da Compagnia:** Promuovere diete vegane o vegetariane per gli animali domestici, quando appropriato e sotto la supervisione di un veterinario, riducendo così la dipendenza dall'allevamento intensivo e l'uso di prodotti animali nella produzione di cibo per animali domestici.

Favorire la compassione interspecie non solo migliora la vita degli animali, ma arricchisce anche le nostre vite umane attraverso relazioni più significative e rispettose con il mondo animale. Ogni azione che intraprendiamo per proteggere e rispettare gli animali ci avvicina a una società più compassionevole e armoniosa per tutte le specie.

Sostenere la Transizione Verso un Futuro Vegano:

Per garantire una transizione efficace verso un futuro vegano, possiamo adottare diverse strategie pratiche:

1. **Politiche Pubbliche Sostenibili:** Promuovere politiche pubbliche che incentivino la produzione e il consumo di alimenti vegetali, riducendo i sussidi per l'allevamento intensivo e sostituendoli con incentivi per l'agricoltura sostenibile e la produzione di cibi vegetali.
2. **Educazione Nutrizionale:** Integrare l'educazione nutrizionale basata sulle piante nei programmi scolastici e comunitari, fornendo informazioni complete sui benefici per la salute di una dieta vegana bilanciata e sugli approcci pratici per adottarla.
3. **Sviluppo di Alimenti Sostenibili:** Investire nella ricerca e nello sviluppo di nuovi alimenti a base vegetale che siano gustosi, nutrienti e accessibili, con un minore impatto ambientale rispetto ai prodotti animali.

4. **Promozione del Veganismo in Ambienti Lavorativi:**
   Collaborare con le aziende per promuovere opzioni
   alimentari vegane nei luoghi di lavoro e nelle mensa
   aziendali, incoraggiando politiche di benessere dei
   dipendenti che sostengano uno stile di vita sano e
   sostenibile.
5. **Campagne di Sensibilizzazione e Advocacy:**
   Organizzare campagne di sensibilizzazione e advocacy
   per promuovere i benefici del veganismo per gli
   animali, l'ambiente e la salute umana, coinvolgendo i
   media, le istituzioni e la società civile.
6. **Supporto alle Comunità Rurali:** Fornire supporto
   alle comunità rurali per la transizione verso pratiche
   agricole sostenibili e la diversificazione delle colture,
   offrendo alternative redditizie all'allevamento
   intensivo e alla produzione di carne.

Queste strategie possono contribuire a creare un
ambiente favorevole per il veganismo, facilitando una
transizione graduale verso un sistema alimentare più
equo, sostenibile e compassionevole per tutte le
specie. Collaborando insieme per promuovere il
veganismo, possiamo costruire un futuro in cui la
salute, l'equità e il rispetto per tutte le forme di vita
sono al centro delle nostre scelte e azioni.

Costruire un Mondo più Equo e Compassionevole:

Per continuare il cammino verso un mondo più equo e compassionevole, è essenziale adottare un approccio olistico che tenga conto delle interconnessioni tra gli esseri umani, gli animali e l'ambiente. Alcuni passi che possiamo compiere includono:

1. **Empowerment delle Comunità:** Sostenere l'empowerment delle comunità locali, specialmente quelle svantaggiate o marginalizzate, per sviluppare soluzioni sostenibili e vegane che rispondano alle loro esigenze specifiche e promuovano la loro resilienza.

2. **Consapevolezza Globale:** Promuovere la consapevolezza globale sulle interconnessioni tra la produzione alimentare, l'uso delle risorse e i cambiamenti climatici, educando le persone

sui modi in cui una dieta vegana può contribuire a ridurre l'impatto ambientale e promuovere la sostenibilità.

3. **Collaborazione Internazionale:** Favorire la collaborazione internazionale per affrontare le sfide globali legate alla produzione alimentare, alla sicurezza alimentare e alla lotta contro la fame, promuovendo strategie vegane come parte di una risposta globale e inclusiva.

4. **Giustizia Sociale ed Economica:** Lavorare per affrontare le disuguaglianze sociali ed economiche che influenzano l'accesso a una dieta vegana sana e sostenibile, promuovendo politiche e iniziative che favoriscono l'equità e la giustizia per tutti.

5. **Rispetto dei Diritti degli Animali:** Promuovere il riconoscimento e il rispetto dei diritti degli animali come parte integrante della giustizia sociale e ambientale, incoraggiando politiche e leggi che proteggono gli animali dallo sfruttamento e dalla violenza.

6. **Educazione alla Sostenibilità:** Integrare l'educazione alla sostenibilità e al veganismo nei curricoli scolastici a livello globale, fornendo agli studenti le conoscenze e le competenze necessarie per fare scelte

informate e responsabili per il pianeta e per tutti gli esseri viventi.

Questi sforzi combinati possono contribuire a costruire un mondo più equo, compassionevole e sostenibile per tutte le specie. Con un impegno collettivo e una visione condivisa di un futuro migliore, possiamo lavorare insieme per trasformare le nostre società e proteggere il pianeta per le generazioni future.

Promuovere la Pace e la Compassione Universale:

Per continuare sulla via della costruzione di un mondo migliore per tutti gli esseri viventi, è fondamentale promuovere la pace e la compassione in tutti gli aspetti della nostra vita. Alcune strategie per perseguire questo obiettivo includono:

1. **Educazione alla Pace:** Integrare programmi educativi sulla pace e la non violenza nei sistemi scolastici, incoraggiando lo sviluppo di abilità di risoluzione dei conflitti, di empatia e di comprensione interculturale.

2. **Dialogo e Mediazione:** Promuovere il dialogo aperto
    e costruttivo tra individui e comunità con opinioni
    diverse, incoraggiando la ricerca di soluzioni pacifiche
    e collaborative ai conflitti anziché ricorrere alla
    violenza o all'odio.
3. **Diritti Umani Universali:** Sostenere i diritti umani
    fondamentali per tutti, compresa la libertà di
    religione, di espressione e di associazione,
    promuovendo la tolleranza e il rispetto reciproco tra
    persone di diverse culture, etnie e orientamenti.
4. **Sostenibilità Ambientale:** Riconoscere il legame
    intrinseco tra la pace e la sostenibilità ambientale,
    lavorando per proteggere e preservare l'ambiente
    naturale come base per il benessere umano e la pace
    globale.
5. **Compassione Interspecie:** Estendere la compassione
    e il rispetto non solo agli esseri umani, ma anche agli
    animali e all'intero ecosistema, riconoscendo che tutte
    le forme di vita sono interconnesse e meritano
    rispetto e cura.
6. **Solidarietà Globale:** Collaborare a livello globale per
    affrontare le sfide comuni, come i cambiamenti
    climatici, la povertà e le ingiustizie sociali,
    promuovendo una cultura di solidarietà e
    cooperazione tra nazioni e popoli.

Attraverso la promozione della pace e della
compassione universale, possiamo costruire ponti di
comprensione e collaborazione che ci consentano di
affrontare le sfide globali in modo efficace e

sostenibile, creando così un mondo più giusto, pacifico e rispettoso per tutte le forme di vita sulla Terra.

La Trasformazione Personale e Globale:

Per completare il percorso verso un mondo più compassionevole e sostenibile, dobbiamo riconoscere il potere della trasformazione personale e globale. Alcuni approcci chiave per raggiungere questo obiettivo includono:

1. **Pratica della Compassione:** Coltivare la compassione attraverso pratiche spirituali, mindfulness e azioni quotidiane che riflettano un impegno per il benessere degli altri esseri viventi.
2. **Educazione Continua:** Continuare a educare noi stessi e gli altri sulle questioni legate alla sostenibilità, all'etica degli animali e alla giustizia sociale, cercando sempre di approfondire la nostra comprensione e di condividere le conoscenze acquisite con gli altri.

3. **Attivismo Inclusivo:** Coinvolgere attivamente nell'attivismo per la pace, la giustizia sociale e la sostenibilità, cercando di costruire ponti tra diverse comunità e di promuovere un approccio inclusivo che tenga conto delle interconnessioni tra tutte le forme di oppressione e ingiustizia.

4. **Costruzione di Comunità:** Collaborare con gli altri per creare comunità solidali e sostenibili basate sui valori della compassione, della condivisione e della reciproca cura, offrendo sostegno e ispirazione reciproca nel nostro percorso di trasformazione personale e collettiva.

5. **Advocacy Politico:** Partecipare attivamente al processo politico e sostenere politiche e leggi che promuovano la pace, la giustizia sociale e ambientale, cercando di influenzare positivamente il cambiamento a livello locale, nazionale e globale.

6. **Condivisione delle Storie:** Condividere storie di trasformazione personale e di impegno per un mondo migliore, ispirando gli altri a intraprendere il proprio viaggio di cambiamento e a unirsi a noi nella costruzione

di un futuro più compassionevole e sostenibile per tutti.

Con un impegno continuo per la trasformazione personale e globale, possiamo coltivare una cultura di pace, compassione e sostenibilità che ci guiderà verso un mondo più equo, armonioso e rispettoso per tutte le forme di vita sulla Terra. Ogni azione che intraprendiamo nella direzione della trasformazione personale e del cambiamento collettivo ci avvicina un po' di più a realizzare questo sogno condiviso.

La Forza della Connessione e della Solidarietà:

Per completare la visione di un mondo più compassionevole e sostenibile, è essenziale riconoscere la potenza della connessione umana e della solidarietà. Alcuni modi per promuovere questa connessione includono:

1. **Cura delle Relazioni Interpersonali:** Investire nel coltivare relazioni interpersonali basate sulla fiducia, il rispetto reciproco e la cura, riconoscendo che la forza delle nostre comunità risiede nella qualità delle nostre connessioni umane.

2. **Costruzione di Ponti tra le Differenze:** Lavorare per superare le divisioni culturali, religiose, politiche e socio-economiche, cercando punti di convergenza e creando spazi inclusivi che incoraggino il dialogo aperto e il confronto costruttivo.

3. **Solidarietà nei Momenti di Crisi:** Rispondere alle sfide globali, come pandemie, catastrofi naturali e conflitti, con un senso di solidarietà e compassione universale, offrendo supporto e assistenza a coloro che ne hanno bisogno, indipendentemente dalla loro provenienza o condizione sociale.

4. **Cooperazione Internazionale:** Collaborare a livello internazionale per affrontare le sfide globali, come i cambiamenti climatici, la povertà e le ingiustizie sociali, attraverso la diplomazia, il dialogo e la cooperazione tra nazioni e popoli.

5. **Empowerment delle Comunità:** Sostenere l'empowerment delle comunità locali, fornendo loro le risorse e il sostegno necessari per affrontare le sfide che affrontano e per sviluppare soluzioni sostenibili e compassionevoli.

6. **Celebrazione della Diversità:** Celebrare la diversità umana e culturale come fonte di ricchezza e di forza, riconoscendo che la vera bellezza del mondo risiede nella sua varietà e complessità.

Promuovendo la connessione umana e la solidarietà, possiamo costruire un mondo più resiliente, compassionevole e inclusivo per tutti gli esseri viventi sulla Terra. Ogni gesto di gentilezza, di compassione e di solidarietà ci avvicina un po' di più alla realizzazione di questo obiettivo condiviso.

Trasformare il Futuro Attraverso l'Amore e la Compassione:

Per completare la nostra visione di un mondo più compassionevole e sostenibile, dobbiamo abbracciare l'amore e la compassione come principi guida per ogni nostra azione. Alcuni passi che possiamo intraprendere includono:

1. **Pratica dell'Amore Universale:** Coltivare l'amore universale per tutte le forme di vita, riconoscendo la connessione intrinseca che ci lega agli altri esseri umani, agli animali e all'ambiente naturale.
2. **Perdono e Riconciliazione:** Abbracciare il perdono e la riconciliazione come mezzi per guarire le ferite del passato e costruire ponti verso un futuro più armonioso e solidale.
3. **Sostenere il Benessere di Tutti:** Impegnarsi a promuovere il benessere di tutti gli esseri viventi, lavorando per creare sistemi sociali ed

economici che rispettino e valorizzino la dignità di ogni individuo e la bellezza della natura.

4. **Pratica dell'Altruismo:** Coltivare l'altruismo e la generosità come modi per contribuire al benessere degli altri, offrendo il nostro tempo, le nostre risorse e il nostro amore a coloro che ne hanno bisogno.

5. **Guardare al Futuro con Ottimismo:** Mantenere una visione ottimistica del futuro, fiduciosi che attraverso l'amore e la compassione possiamo superare le sfide che affrontiamo e costruire un mondo migliore per tutti.

6. **Celebrazione della Vita:** Celebrare la bellezza e la meraviglia della vita in tutte le sue forme, onorando il dono della vita e impegnandoci a proteggere e preservare la ricchezza della biodiversità sulla Terra.

Attraverso l'amore e la compassione, possiamo trasformare il nostro mondo in un luogo di bellezza, pace e armonia, dove ogni essere vivente è libero di prosperare e di esprimere il suo pieno potenziale. Che l'amore e la compassione guidino ogni nostra azione e ci aiutino a creare un futuro luminoso per le generazioni a venire.

La ricerca della pace, della giustizia sociale, della sostenibilità ambientale e del rispetto per tutte le forme di vita costituisce il fondamento di un mondo migliore, un mondo che abbraccia l'amore e la compassione come valori primari. Attraverso il nostro viaggio nell'esplorare la cultura vegana, abbiamo toccato numerosi temi che vanno dall'etica alimentare alla sostenibilità ambientale, dall'empowerment delle comunità all'advocacy per i diritti degli animali, dall'educazione alla compassione all'azione politica e all'attivismo globale. Ogni aspetto di questa cultura riflette un desiderio profondo di costruire un mondo più equo, solidale e rispettoso, dove ogni individuo, sia esso umano o non umano, possa vivere una vita dignitosa e piena di significato.

Guardando al futuro, è chiaro che il cambiamento verso un mondo più compassionevole e sostenibile richiederà un impegno collettivo e continuo da parte di individui, comunità, organizzazioni, istituzioni e governi. È essenziale riconoscere che ogni singolo gesto di gentilezza, ogni azione di compassione e ogni scelta sostenibile contribuisce a plasmare il tessuto del nostro mondo e a creare un impatto positivo sulle vite di coloro che ci circondano e sul pianeta che chiamiamo casa.

Nel perseguire questa visione di un mondo migliore, dobbiamo mantenere viva la fiamma della speranza e dell'ottimismo, fidandoci nel potere trasformativo dell'amore e della compassione. Dobbiamo anche essere pronti a confrontarci con le sfide e le difficoltà che inevitabilmente incontreremo lungo il cammino, sapendo che è proprio attraverso la nostra resilienza e determinazione che potremo superarle.

La cultura vegana ci offre una via per abbracciare la compassione in tutte le sue forme, per riconoscere la sacralità della vita in ogni sua manifestazione e per lavorare insieme verso un futuro in cui la pace, la giustizia e l'equità sono la norma anziché l'eccezione. È un invito a esplorare nuove possibilità, a immaginare un mondo in cui il rispetto reciproco, la solidarietà e la cura per il pianeta e per tutte le sue creature sono al centro delle nostre azioni e delle nostre decisioni quotidiane.

Nel concludere questo viaggio attraverso la cultura vegana, possiamo guardare avanti con fiducia e determinazione, consapevoli che ogni piccolo passo che facciamo verso un mondo più compassionevole e sostenibile porta con sé il potenziale per un cambiamento significativo. Che ci impegniamo a coltivare la compassione in noi stessi e negli altri, a difendere la giustizia e l'uguaglianza per tutti gli esseri viventi e a lavorare insieme per costruire un futuro luminoso e inclusivo per le generazioni a venire.

Che la nostra ricerca di amore, compassione e saggezza ci guidi lungo il cammino e ci ispiri a creare un mondo in cui ogni essere vivente possa trovare pace, felicità e realizzazione. Che possiamo abbracciare la bellezza della diversità e celebrare la vita in tutte le sue forme, sapendo che è attraverso il nostro impegno collettivo e la nostra determinazione che possiamo fare la differenza. Che possiamo essere la forza del cambiamento che desideriamo vedere nel mondo e che, insieme, possiamo trasformare la nostra visione di un mondo migliore in una realtà tangibile e duratura.

Desidero estendere i miei più sinceri
ringraziamenti a tutti voi, cari lettori, per aver
dedicato il vostro tempo e la vostra attenzione
a esplorare questo ampio e coinvolgente
argomento sulla cultura vegana. Il vostro
interesse e il vostro impegno nel comprendere
le sfide e le opportunità legate al veganismo
sono un segno di apertura mentale e curiosità
che merita di essere apprezzato.

La vostra presenza e il vostro sostegno hanno
reso possibile questa esplorazione
approfondita e riflessiva, e spero che le
informazioni e le idee presentate vi siano state
di ispirazione e di valore. Che siate già vegani
convinti, curiosi di approfondire il tema o
semplicemente interessati a esplorare nuove

prospettive, vi ringrazio per aver fatto parte di questo viaggio.

Ricordate che il cambiamento positivo inizia con piccoli passi, e ogni scelta che facciamo nel rispetto degli altri esseri viventi e dell'ambiente circostante può fare la differenza. Vi incoraggio quindi a continuare a esplorare, a interrogarvi e a fare scelte consapevoli che rispecchino i vostri valori e la vostra compassione per il mondo che ci circonda.

Grazie ancora per il vostro interesse e il vostro sostegno. Che il vostro viaggio verso una vita più compassionevole e sostenibile sia arricchito da conoscenza, consapevolezza e amore per tutte le forme di vita sulla Terra.

Un regalo per te :
5 antipasti
5 primi piatti
5 secondi piatti

Ecco cinque deliziose ricette di antipasti vegani:

1. **Bruschette con Pomodoro e Basilico:**
   - Ingredienti:
     - Pane integrale o baguette vegana
     - Pomodori maturi
     - Basilico fresco
     - Aglio
     - Olio d'oliva extra vergine
     - Sale e pepe
   - Istruzioni:
   1. Taglia il pane a fette e tostalo leggermente.

2.   Taglia i pomodori a cubetti e trita finemente il basilico e l'aglio.

3.   Condisci i pomodori con olio d'oliva, basilico, aglio, sale e pepe.

4.   Distribuisci il condimento sui crostini di pane tostato e servili subito.

2. **Insalata di Ceci e Avocado:**
   - Ingredienti:
     - Ceci lessati
     - Avocado maturo
     - Pomodorini ciliegia
     - Cipolla rossa
     - Prezzemolo fresco
     - Succo di limone
     - Olio d'oliva extra vergine
     - Sale e pepe
   - Istruzioni:
     1. Taglia l'avocado a cubetti e i pomodorini a metà.
     2. Trita finemente la cipolla rossa e il prezzemolo.
     3. In una ciotola, unisci i ceci, l'avocado, i pomodorini, la cipolla rossa e il prezzemolo.
     4. Condisci con succo di limone, olio d'oliva, sale e pepe, mescola bene

e lascia riposare per un po' prima
di servire.

3. **Patate Dolci al Forno con Salsa di Yogurt Vegano:**
   - Ingredienti:
     - Patate dolci
     - Yogurt di soia o di mandorla non zuccherato
     - Succo di limone
     - Aglio in polvere
     - Paprika affumicata
     - Sale e pepe
   - Istruzioni:
     1. Taglia le patate dolci a fette sottili e disponile su una teglia da forno.
     2. Condisci con aglio in polvere, paprika affumicata, sale e pepe.
     3. Cuoci in forno a 200°C per circa 20-25 minuti o fino a quando le patate sono tenere.
     4. Nel frattempo, mescola lo yogurt con succo di limone, sale e pepe per preparare la salsa.
     5. Servi le patate dolci calde con la salsa di yogurt vegano.

4. **Involtini di Melanzane alla Griglia con Hummus:**
    - Ingredienti:
        - Melanzane
        - Hummus
        - Pomodorini secchi sott'olio
        - Olive nere
        - Basilico fresco
        - Olio d'oliva
        - Sale e pepe
    - Istruzioni:
        1. Taglia le melanzane a fette sottili e grigliale su entrambi i lati fino a quando sono morbide.
        2. Spalma uno strato sottile di hummus su ogni fetta di melanzana.
        3. Aggiungi un pomodorino secco, un'oliva nera e una foglia di basilico su ciascuna fetta di melanzana.
        4. Arrotola delicatamente le fette di melanzane e fissale con uno stecchino.

5. Condisci con un filo d'olio d'oliva, sale e pepe e servi come antipasto.

5. **Frittelle di Zucchine con Salsa di Yogurt e Menta:**
   - Ingredienti:
     - Zucchine
     - Farina di ceci
     - Scalogno
     - Menta fresca
     - Yogurt di soia non zuccherato
     - Limone
     - Aglio in polvere
     - Olio d'oliva
     - Sale e pepe
   - Istruzioni:
     1. Grattugia le zucchine e trita finemente lo scalogno e la menta.
     2. In una ciotola, mescola le zucchine grattugiate, lo scalogno, la menta, la farina di ceci, l'aglio in polvere, il succo di limone, sale e pepe fino

Eccoti cinque gustose ricette di primi piatti vegani:

1. **Pasta al Pesto di Avocado:**
   - Ingredienti:
     - Pasta corta (penne, fusilli, farfalle, etc.)
     - Avocado maturo
     - Basilico fresco
     - Pinoli
     - Aglio
     - Succo di limone
     - Olio d'oliva extra vergine
     - Sale e pepe
   - Istruzioni:
1. Cuoci la pasta al dente in acqua salata seguendo le istruzioni sulla confezione.

2.   Nel frattempo, prepara il pesto di avocado: frulla insieme l'avocado, il basilico, i pinoli, l'aglio, il succo di limone, l'olio d'oliva, sale e pepe fino a ottenere una crema omogenea.

3.   Scola la pasta e condiscila con il pesto di avocado.

4.   Servi la pasta calda, guarnendo con foglie di basilico fresco e pinoli tostati.

2. **Risotto ai Funghi Porcini:**
   - Ingredienti:
     - Riso Arborio
     - Funghi porcini freschi o secchi (ammollati)
     - Cipolla
     - Brodo vegetale
     - Vino bianco secco
     - Olio d'oliva extra vergine
     - Prezzemolo fresco
     - Sale e pepe
   - Istruzioni:
     1. In una pentola, soffriggi la cipolla tritata in olio d'oliva fino a doratura.

2. Aggiungi i funghi porcini tagliati a fette e cuoci fino a quando sono dorati.
3. Aggiungi il riso e tostalo leggermente, quindi sfuma con il vino bianco.
4. Aggiungi gradualmente il brodo vegetale caldo, mescolando di tanto in tanto, finché il riso è cotto e il brodo assorbito.
5. Condisci con sale, pepe e prezzemolo tritato fresco.
6. Servi il risotto caldo, guarnendo con qualche fettina di funghi porcini e una spruzzata di prezzemolo.

3. **Spaghetti Aglio, Olio e Peperoncino:**
   - Ingredienti:
     - Spaghetti integrali
     - Aglio
     - Peperoncino fresco o in fiocchi
     - Prezzemolo fresco
     - Olio d'oliva extra vergine
     - Sale
   - Istruzioni:

1. Cuoci gli spaghetti in acqua salata seguendo le istruzioni sulla confezione.
2. Nel frattempo, in una padella, scalda abbondante olio d'oliva e aggiungi aglio a fette e peperoncino fresco o in fiocchi.
3. Cuoci l'aglio e il peperoncino a fuoco basso finché l'aglio non diventa dorato e aromatico.
4. Scola gli spaghetti al dente e trasferiscili nella padella con l'aglio e il peperoncino.
5. Aggiungi prezzemolo fresco tritato e una spolverata di sale.
6. Mescola bene gli spaghetti con il condimento e servi caldi.

4. **Zuppa di Lenticchie e Verdure:**
   - Ingredienti:
     - Lenticchie secche
     - Verdure miste a piacere (carote, sedano, patate, zucchine, pomodori, ecc.)
     - Cipolla
     - Aglio
     - Brodo vegetale

- Pomodori pelati
- Olio d'oliva extra vergine
- Sale e pepe
- Prezzemolo fresco (facoltativo)
- Istruzioni:
    1. In una pentola, soffriggi la cipolla tritata e l'aglio in olio d'oliva fino a doratura.
    2. Aggiungi le verdure tagliate a cubetti e cuoci per alcuni minuti.
    3. Aggiungi le lenticchie, i pomodori pelati tritati, il brodo vegetale e portare a ebollizione.
    4. Abbassa la fiamma e lascia cuocere a fuoco lento fino a quando le lenticchie e le verdure sono tenere.
    5. Regola di sale e pepe secondo gusto e aggiungi prezzemolo fresco tritato prima di servire.

5. **Couscous alle Verdure Grigliate:**
    - Ingredienti:
        - Couscous
        - Zucchine
        - Peperoni
        - Melanzane

- Cipolla rossa
- Pomodorini ciliegia
- Olive nere
- Origano secco
- Olio d'oliva extra vergine
- Succo di limone
- Sale e pepe
- Istruzioni:
  1. Prepara il couscous seguendo le istruzioni sulla confezione.
  2. Taglia le verdure a fette e griglia su una piastra o in padella con un filo d'olio d'oliva.
  3. Una volta che le verdure sono cotte, tagliale a pezzi più piccoli e mettile in una ciotola.
  4. Aggiungi pomodorini ciliegia tagliati a metà, olive nere, origano secco, succo di limone, sale e pepe alle verdure grigliate e mescola bene.
  5. Servi il couscous caldo con le verdure grigliate condite sopra e goditi questa deliziosa e colorata pietanza.

Ecco cinque gustose ricette di secondi piatti vegani:

1. **Tofu alla Griglia con Verdure al Forno:**
   - Ingredienti:
     - Tofu extra-firm
     - Zucchine
     - Peperoni
     - Melanzane
     - Pomodorini ciliegia
     - Aglio
     - Olio d'oliva extra vergine
     - Origano secco
     - Sale e pepe
   - Istruzioni:

1. Taglia il tofu a fette e marinalo con aglio tritato, origano secco, sale, pepe e olio d'oliva.
2. Taglia le verdure a pezzi e disponile su una teglia da forno.

3.   Condisci le verdure con aglio tritato, sale, pepe e olio d'oliva.

4.   Griglia il tofu su una griglia calda fino a quando è dorato su entrambi i lati.

5.   Cuoci le verdure al forno a 200°C fino a quando sono morbide e leggermente dorati.

6.   Servi il tofu alla griglia con le verdure al forno e guarnisci con foglie di basilico fresco, se desiderato.

2. **Polpette di Ceci al Curry con Salsa di Yogurt:**
   - Ingredienti:
     - Ceci cotti
     - Cipolla
     - Aglio
     - Curry in polvere
     - Farina di ceci
     - Prezzemolo fresco
     - Sale e pepe
     - Yogurt di soia non zuccherato
     - Succo di limone
     - Menta fresca
   - Istruzioni:
     1. Frulla i ceci cotti con cipolla tritata, aglio, curry in polvere, farina di ceci, prezzemolo fresco,

sale e pepe fino a ottenere un composto omogeneo.
2. Forma piccole polpette con il composto.
3. Scalda olio d'oliva in una padella e cuoci le polpette fino a quando sono dorate su tutti i lati.
4. Nel frattempo, prepara la salsa di yogurt mescolando yogurt di soia con succo di limone, sale, pepe e menta fresca tritata.
5. Servi le polpette calde con la salsa di yogurt al limone e menta.

3. **Ratatouille al Forno:**
   - Ingredienti:
     - Zucchine
     - Melanzane
     - Peperoni
     - Pomodori maturi
     - Cipolla rossa
     - Aglio
     - Olio d'oliva extra vergine
     - Origano secco
     - Timo fresco
     - Sale e pepe
   - Istruzioni:

1. Taglia tutte le verdure a fette sottili.
2. Disponi le fette di verdura in un piatto da forno alternando i colori e sovrapponendole leggermente.
3. Condisci le verdure con aglio tritato, origano secco, sale, pepe e un filo d'olio d'oliva.
4. Cuoci nel forno preriscaldato a 200°C per circa 45-60 minuti o fino a quando le verdure sono morbide e leggermente dorati.
5. Servi il ratatouille caldo, guarnendo con foglie di timo fresco.

4. **Burger di Quinoa e Fagioli:**
   - Ingredienti:
     - Quinoa cotta
     - Fagioli neri cotti
     - Cipolla rossa
     - Aglio
     - Cumino in polvere
     - Paprika affumicata
     - Prezzemolo fresco
     - Farina di ceci
     - Sale e pepe

- Istruzioni:
    1. In una ciotola, schiaccia i fagioli neri cotti e aggiungi la quinoa cotta, la cipolla rossa tritata, l'aglio tritato, il cumino in polvere, la paprika affumicata, il prezzemolo fresco tritato, sale, pepe e farina di ceci.
    2. Mescola bene gli ingredienti fino a ottenere un composto omogeneo.
    3. Forma hamburger con il composto e cuocili su una padella antiaderente leggermente oliata fino a quando sono dorati su entrambi i lati.
    4. Servi i burger di quinoa e fagioli su panini integrali con le verdure fresche e la salsa a piacere.

5. **Curry di Ceci e Spinaci:**
   - Ingredienti:
     - Ceci cotti
     - Spinaci freschi
     - Cipolla
     - Aglio
     - Pomodori a cubetti

- Latte di cocco
- Curry in polvere
- Peperoncino in polvere (opzionale)
- Olio d'oliva extra vergine
- Sale e pepe
- Istruzioni:
  1. In una padella, soffriggi la cipolla tritata e l'aglio in olio d'oliva fino a doratura.
  2. Aggiungi i ceci cotti e i pomodori a cubetti e cuoci per qualche minuto.
  3. Aggiungi curry in polvere (e peperoncino in polvere, se desiderato) e mescola bene.
  4. Versa il latte di cocco nella padella e porta a ebollizione.
  5. Aggiungi gli spinaci freschi lavati e tagliati a pezzi nella padella e cuoci finché non appassiscono.
  6. Regola di sale e pepe secondo gusto e servi il curry di ceci e spinaci caldo con del riso basmati cotto a parte.